NOTICE

SUR L'ÉTABLISSEMENT

Médico-Électrique

DU DOCTEUR

ACHILLE HOFFMANN

Seul élève et successeur de M. GIRARDIN, connu par ses succès pendant quarante-cinq ans dans le traitement des maladies par l'électricité.

PARIS,

RUE DU PETIT-BOURBON-SAINT-SULPICE, N° 2.

ET PRÉCÉDEMMENT, PENDANT VINGT-CINQ ANS, RUE DE L'ABBAYE, N° 3.

1833.

IMPRIMERIE DE APPERT ET BACQUENOIS, RUE CHRISTINE, N° 2.

CONSULTATIONS

De 8 à 10 heures le matin, et de 2 à 5 de l'après-midi.

Les lettres devront être franches de port.

TABLE DES MATIÈRES.

Ce qui explique pourquoi l'électricité, mal-
gré sa puissante efficacité dans le traite-
ment des maladies, ne fait pas plus de
progrès dans l'opinion.

L'électricité, ce fluide subtil répandu dans toute la nature pour la vivifier, fut jugée susceptible de rendre de grands services à l'humanité souffrante, par plusieurs médecins célèbres qui se livrèrent spécialement à son étude, et en firent une application heureuse au traitement de diverses affections, contre lesquelles les remèdes ordinaires venaient continuellement échouer. Après bien des essais et de longs travaux, des succès incontestables furent obtenus et signalés, et peu après, de nouvelles cures vraiment miraculeuses portèrent au comble l'enthousiasme pour ce nouveau moyen thérapeutique dont malheureusement le règne ne devait pas être de longue durée. L'électricité médicale ne tarda pas à avoir le sort de beaucoup d'autres bonnes inventions; elle devint le point de mire de la médiocrité qui s'en empara pour marcher promptement à la fortune, et dès-lors, elle tomba dans un discrédit presque complet; en effet, si les re-mèdes exigent chez celui qui les administre d'autant plus d'ha-bileté que leur action sur l'économie est plus puissante, aucun autre n'ayant plus d'efficacité que le fluide électrique, on voit de suite à quelles fâcheuses conséquences on s'expose lorsqu'on se met imprudemment entre les mains d'un charlatan; braver ses inévitables bévues, c'est vouloir aggraver son mal, et discréditer de fait l'électricité.

Outre ces circonstances fâcheuses qui, dans ce moment, se renouvellent plus que jamais, certaines personnes ne veulent pas recourir à l'électricité, parce qu'elles craignent tout ce qu'elles ne connaissent pas, et beaucoup d'autres la redoutent encore bien davantage, parce qu'elles conservent le souvenir presque ineffaçable de l'impression très-désagréable qu'elles ont ressentie, en prenant sans défiance une commotion violente d'une chaîne électrique tenant à une bouteille de Leyde chargée par des mains imprudentes et inexpérimentées.

Que toutes ces personnes sachent donc que la commotion électrique qui traverse si brusquement tout le corps, et pour laquelle elles manifestent avec raison tant d'aversion, n'est employée, pour ainsi dire, dans le traitement d'aucune maladie, et qu'un homme consommé dans l'électricité, administre cet agent puissant de plus de soixante manières différentes, sans parler encore de son degré de force qu'il peut modifier à volonté suivant les circonstances qui l'exigent.

D'après l'exposé ci-dessus, il faut espérer que les personnes qui auraient à se plaindre de l'électricité qu'elles auraient reçue des mains d'un individu d'un savoir équivoque, voudront bien suspendre leur jugement en dernier ressort sur cette branche importante de l'art de guérir, jusqu'à ce qu'elles en aient fait usage dans des circonstances plus favorables au succès; alors elles verront que cet épouvantail pour tant de gens, est bien souvent un remède très-doux, et que constamment il peut être administré aux malades les plus irritables et les plus affaiblis.

EXTRAIT D'UN RAPPORT *fait à la SOCIÉTÉ ROYALE ACADÉMIQUE DES SCIENCES sur l'application de l'électricité au traitement des maladies, d'après les procédés de M. GIRARDIN.*

La Société a chargé dix commissaires de lui faire un rapport sur les applications de l'électricité au traitement des maladies par M. GIRARDIN.

Ils se sont transportés chez ce physicien, qui s'est empressé de leur faire connaître les circonstances dans lesquelles il emploie l'électricité, les procédés qu'il met en usage et les appareils qui lui sont propres.

L'électricité exerce une action marquée sur l'économie animale; ce principe, différent de la plupart des médicamens simples, agit à la fois sur les systèmes cérébral et nerveux, et sur ceux de la circulation. Chacun connaît ses effets sur la sensibilité et la contractilité; on ne peut soumettre une personne à l'action de l'électricité pendant un certain temps, sans augmenter les battemens du cœur ainsi que ceux du pouls. La circulation est accélérée, non-seulement dans les artères, jusque dans les vaisseaux capillaires, mais encore dans les veines et dans les vaisseaux lymphatiques.

Il résulte de cette action augmentée des systèmes nerveux et circulatoires, que les fonctions reçoivent une nouvelle énergie; la respiration devient plus libre, l'appétit meilleur, la bile se secrète mieux, les digestions sont plus promptes, l'urine, le flux utérin, la transpiration, les excrétions fournies par les exutoires, sont en plus grande quantité.

L'électricité ne peut avoir une action aussi marquée sur l'économie animale, sans être plus ou moins heureusement applicable au traitement des maladies.

Si les observations nombreuses publiées par des médecins éclairés et dignes de foi n'étaient pas suffisantes pour établir son utilité dans certains cas, cette utilité serait constatée par les faits dont M. Girardin a donné connaissance à vos commissaires. Ils ont vu des personnes, atteintes de rhumatismes chroniques, sensiblement soulagées par les applications électriques. Ce moyen ne leur a pas paru moins convenable dans quelques cas de suppression du flux menstruel. Ils ont vu, entre autres malades, une jeune personne chez qui cette excrétion avait diminué peu à peu, et avait même entièrement disparu. Il était survenu des coliques, des douleurs dans le ventre et dans les hanches, qui permettaient à peine à la malade de se tenir debout et de marcher. Plusieurs hommes de l'art avaient employé sans succès les saignées locales, les antispasmodiques, tant stimulans que sédatifs; en peu de temps l'électricité a produit chez la malade les plus heureux résultats. Vos commissaires ont encore été à même de voir chez M. Girardin un grand nombre de personnes dont tout annonçait que la fonction de l'ouïe avait été améliorée, que la vue était devenue moins faible, et que les membres paralysés avaient repris du ressort au moyen des applications électriques.

On a vanté l'action salutaire de l'électricité dans divers engorgemens lymphatiques, et spécialement pour la curation des loupes. On trouve même dans les auteurs des observations auxquelles on a de la peine à ajouter foi, telles que des tumeurs de cette nature extrêmement volumineuses qui auraient cédé à ce moyen. Toutefois, vos commissaires ont reconnu que des loupes assez considérables ont été guéries à divers degrés par l'emploi de l'électricité.

Vos commissaires n'auraient sans doute rempli qu'imparfaitement vos intentions, s'ils n'avaient pas examiné avec le plus grand soin les procédés et les appareils de M. Girardin.

Ce physicien a fait plusieurs modifications utiles aux appareils ordinaires pour diriger sur la tête l'électricité, dans les cas d'idiotisme et de démence. Il en a construit de particuliers pour porter ce fluide avec plus de sûreté et de graduation à la base de la langue, dans les oreilles, sur les yeux, dans les points lacrymaux et dans les cavités internes.

Pour que les applications électriques soient faites avec succès, il faut qu'elles soient dirigées par des hommes éclairés qui s'y vouent entièrement.

Nous nous faisons un plaisir de rendre cette justice à M. Girardin, qu'il réunit, dans un établissement consacré à cet ordre d'applications, tout ce qui peut en préparer le succès. Il serait même à désirer que son établissement prît plus d'extension; il ne pourrait en résulter que de grands avantages, tant pour les progrès de l'art que pour le soulagement de l'humanité.

Votre commission propose à la Société de décider qu'elle invitera M. Girardin à continuer ses opérations utiles; qu'elle rappellera, dans sa prochaine séance publique, les avantages qui résultent de l'application de l'électricité à la cure de diverses maladies, et qu'il en sera fait mention honorable, dans la même séance, à titre d'encouragement.

Signé Nauche, Rapporteur.

Les conclusions ci-dessus ont été adoptées par la Société, et la décision de la Société mise à exécution.

Certifié conforme.

Le secrétaire général,
Perrier.

CIRCULAIRE ADRESSÉE A TOUS LES MÉDECINS DE PARIS,

par le Docteur Achille Hoffmann.

Monsieur et très-honoré collègue,

Au moment où l'Électricité médicale et son utile application au traitement de certaines maladies fixent plus particulièrement l'attention des praticiens, je crois à propos de vous faire savoir que, depuis quatre ans, je m'occupe exclusivement de cette branche de l'art de guérir; les succès que j'ai eu le bonheur d'obtenir dans un grand nombre d'affections graves, qui avaient résisté aux traitemens les plus rationnels, ne sont pas le résultat de mes seuls efforts, mais sont dus, en grande partie, aux PROCÉDÉS ÉLECTRIQUES que m'a transmis le savant et modeste GIRARDIN, à qui j'ai succédé, et qui avait consacré quarante-cinq ans d'une vie laborieuse, à l'invention ou au perfectionnement de procédés très-variés, et appropriés à diverses affections chroniques. Sous ses yeux, pendant deux ans, j'ai répété toutes ses expériences sur un grand nombre de malades; et depuis juillet 1831, époque à laquelle j'ai transporté, RUE DU PETIT-BOURBON, N° 2, AU PREMIER, mon établissement précédemment situé rue de l'Abbaye, n° 3, j'ai fait avec succès de nouvelles applications de l'électricité à plusieurs maladies chroniques contre lesquelles je l'ai seul employée jusqu'ici.

J'espère, Monsieur le Docteur, que quand il se présentera dans votre pratique des cas graves, contre lesquels vous jugerez convenable de faire administrer l'électricité, vous distinguerez mon établissement de plusieurs autres qui existent dans Paris; d'abord, parce que vous pouvez vous reposer sur un confrère qui se livre exclusivement à l'application de l'électricité au traitement des maladies, après en avoir fait une longue étude sous un savant maître; et ensuite, parce que ses machines, instrumens et appareils sont ceux mêmes dont se servait M. GIRARDIN, dont un rapport de la Société royale académique des sciences a fait suffisamment l'éloge, au sujet de ce qui nous occupe. Enfin, pour vous donner toute sécurité, j'ajouterai qu'en aucune circonstance je ne m'en rapporte à un remplaçant pour traiter mes malades, dont chacun reçoit tous les jours mes soins en particulier.

En attendant un honorable témoignage de votre confiance, recevez, M. le Docteur, l'assurance de la haute considération de

Votre dévoué collègue,

ACHILLE HOFFMANN, *D. M. P.*

RENSEIGNEMENS

SUR LES FRICTIONS ÉLECTRIQUES

DE M. LEMOLT.

Les procédés électriques inventés ou perfectionnés par M. Gi-
RARDIN, ainsi que ceux qui me sont propres, toujours modifiés
suivant les diverses affections, et parmi lesquels sont comptées
de véritables frictions électriques, n'ont rien de commun avec
les frictions (dites électriques) employées place Vendôme, à
Paris, dans l'établissement de M. LEMOLT.

Depuis environ deux ans qu'il s'occupe d'électricité,
M. LEMOLT donne à entendre dans ses *Prospectus* que *sa brosse*
est le seul bon moyen d'administrer le fluide électrique. Jusqu'ici, j'avais regardé comme au-dessous d'un docteur en médecine de relever, autrement que verbalement, les assertions
d'une personne complètement étrangère à l'art de guérir, je
pensais que mes confrères et le public y attacheraient aussi peu
d'importance que moi; mais une circonstance nouvelle me fait
un devoir aujourd'hui de donner quelques renseignemens sur
ce prétendu moyen curatif.

De nouveaux prospectus de M. LEMOLT annoncent que l'Académie royale de médecine a approuvé son établissement des
frictions électriques pour le traitement des rhumatismes, paralysies, affections nerveuses, etc., etc. Comme une pareille ap-
probation ne manquerait pas de donner de la consistance aux
assertions de M. LEMOLT, je vais faire savoir la vérité à ce sujet.
Un rapport a été fait à l'Académie sur l'établissement en ques-
tion; il s'est principalement étendu sur la beauté du local et
sur les machines électriques qui s'y trouvent *(on peut en lire
une citation exacte dans le dernier prospectus de M. LEMOLT)*;
mais l'Académie n'a prononcé en quoi que ce soit sur l'efficacité
de la brosse dont le mérite est encore à démontrer. Il faudrait,

pour que ce corps de savans lui donnât son suffrage, qu'une commission suivît un grand nombre d'expériences couronnées de succès, sur des malades dont l'état aurait été bien constaté, alors son jugement serait fixé sur une invention qu'il ne connaît encore que par les assertions de son auteur. Si le rapport de l'Académie avait été favorable aux frictions de M. Lemolt, il aurait cité le passage de l'éloge dans son nouveau prospectus, où on le chercherait vainement.

Maintenant, je vais faire connaître mon opinion médicale sur la brosse électrique de M. Lemolt; elle est fondée sur des faits qui me paraissent incontestables, et j'espère que toute personne versée dans l'électricité la partagera. M. Lemolt, en parlant, toujours d'après sa seule opinion, du défaut d'instrumens servant à transmettre le fluide électrique d'une manière convenable, dit modestement : « qu'il lui était réservé de remplir cette « lacune en réalisant l'invention si utile de la brosse électrique « que le docteur MAUDUYT n'avait fait qu'entrevoir... » Puis, par une note, il ajoute que « cet instrument, qui consistait en « une boule d'étain recouverte de flanelle, a été abandonné, « parce qu'il produisait la crépitation électrique, et causait un « fourmillement insupportable. »

Pour désabuser les personnes qui ont lu le prospectus de M. Lemolt, il est donc important de démontrer combien les assertions qu'il contient sont inexactes : d'une part, il ne manque rien aux procédés très-variés au moyen desquels on transmet avec succès le fluide électrique; et de l'autre, ce prétendu fourmillement insupportable causé par l'instrument de MAUDUYT, se borne, quand on juge à propos d'y recourir, à une légère excitation que tout le monde supporte facilement. D'ailleurs, le docteur MAUDUYT, célèbre par ses belles cures, savait fort bien que la crépitation électrique, que M. Lemolt se vante d'avoir fait disparaître, peut seule assurer le succès de ce procédé; en effet, il est bien reconnu qu'un conducteur, appliqué sur la peau *sans intermédiaire*, comme le sont les clous de cuivre de la brosse de M. Lemolt, n'a plus aucune efficacité pour remédier à une affection locale; son action, presque nulle, rentre dans celle du bain électrique, lequel demande à être prolongé pendant plusieurs heures pour avoir sur l'économie une influence bien légère et générale, mais qui jamais ne peut avoir une action locale ou spéciale. Ainsi donc, M. LEMOLT, loin d'avoir perfectionné l'appareil de MAUDUYT, l'a dépouillé de ses vertus électriques, pour y substituer des crins, en un mot pour en faire une brosse qui ne peut servir qu'à donner la friction sèche employée de tous temps contre le rhumatisme, la faiblesse, l'engourdissement des membres, etc., et qu'une garde-malade administre avec tout le succès possible.

Ces renseignemens sont d'autant plus utiles, que des praticiens habiles d'ailleurs, mais peu au courant des applications électriques, pourraient se méprendre étrangement sur cette prétendue invention.

NOTA. — M. LEMOLT fait accroire aux personnes qui se font traiter chez lui qu'il est indispensable qu'elles se mettent nues pour être électrisées... A l'entendre, le fluide électrique serait arrêté par des vêtemens... Cette exigence, pénible pour tout le monde, et révoltante pour des femmes, est en effet nécessaire quand on veut se faire brosser, mais nullement pour être électrisé; aussi, en aucune circonstance, les malades qui se mettent entre les mains du docteur ACHILLE HOFFMANN, quel que soit celui de ses procédés qu'il juge à propos d'employer, ne sont obligés de se soumettre à cette mesure aussi inutile que désagréable.

AVIS.

—

Une bonne machine électrique et tous les appareils nécessaires sont transportés chez les malades qui ne peuvent point quitter leur chambre.

AFFECTIONS CÉRÉBRALES

ET MALADIES NERVEUSES.

D'après l'expérience de plusieurs médecins bien compétens, celle de M. GIRARDIN et la mienne propre, on emploie avec avantage l'électricité dans un grand nombre de maladies rebelles à tous les autres remèdes. La manie, l'idiotisme, l'épilepsie, les douleurs violentes de toute la tête, la migraine, ne pourraient être soumis à un meilleur traitement; le tic douloureux, la gastralgie, l'hypochondrie, les spasmes de tous genres, les crampes, le tremblement des membres, l'engourdissement, la paralysie, obtiennent, des applications électriques, une guérison complète, ou au moins une amélioration notable suivant l'ancienneté et la gravité du mal.

C'est une erreur bien grande, et malheureusement trop répandue, de croire que l'électricité ne soit pas applicable au traitement des personnes du tempérament appelé nerveux, puisque, comme on le voit journellement, elles en obtiennent beaucoup de soulagement.

MALADIES DES YEUX.

GOUTTE SEREINE, OPHTHALMIES, TAIES ENGORGEMENS DES VOIES LACRYMALES.

Puisque l'électricité, convenablement administrée, est d'un grand secours dans toutes les paralysies, aucun autre remède n'offre autant de chances de succès que celui-ci dans la paralysie du nerf optique; aussi des cures vraiment inespérées ont-elles plusieurs fois étonné des incrédules pendant l'usage des applications électriques.

Des procédés tout-à-fait différens de ceux qui conviennent au traitement de l'amaurose sont employés avec beaucoup de succès dans celui de diverses ophthalmies, ainsi que pour détruire les taies et les taches de la cornée qui en sont souvent la suite.

L'électricité rend aussi de grands services pour combattre l'engorgement des voies lacrymales, et rétablir un libre passage aux larmes.

SURDITÉ,

BOURDONNEMENS ET DOULEURS D'OREILLES.

Les applications électriques ont souvent fait cesser en peu de temps des bourdonnemens très-gênans et des douleurs d'oreilles fort vives. Des surdités qui avaient résisté aux traitemens les plus rationnels, aux injections, aux douches, aux fumigations, aux saignées générales et locales, aux ventouses, aux vésicatoires, aux sétons, aux huiles acoustiques, à l'usage des vomitifs et des purgatifs, etc., ont disparu fréquemment sous l'influence d'un traitement électrique bien combiné.

RHUMATISME, GOUTTE SCIATIQUE.

La puissante efficacité de l'électricité contre les affections rhumatismales est trop généralement reconnue pour que je juge nécessaire de m'étendre sur ce sujet.

AFFECTIONS LYMPHATIQUES,

GOÎTRES, LOUPES, SCROFULES, ENGELURES.

L'habitation au midi, un régime alimentaire fortifiant, un exercice quotidien au soleil, et l'usage de quelques toniques, tels sont les moyens le plus généralement employés pour arrêter les progrès de la prédominance du système lymphatique, mais ils sont insuffisans pour guérir les scrofules. Un grand nombre de remèdes, plus ou moins dangereux dans leurs effets, ont été préconisés pour arriver à cet heureux résultat, mais on les a successivement abandonnés : comme encore, en ce moment, beaucoup de praticiens, qui, pendant quelque temps, avaient compté sur les bons effets de l'iode, croient plus prudent d'y renoncer entièrement à cause des graves inconvéniens qui accompagnent son emploi, et qui se font surtout remarqure dans les organes glanduleux et dans ceux de l'appareil digestif.

Sous l'influence des applications électriques, la bouffissure de la face, l'état d'empâtement général, les engorgemens divers, et tous les autres symptômes qui caractérisent les scrofules, ne tardent pas à diminuer, et cèdent complètement si l'on prolonge suffisamment le traitement qui rétablit toutes les fonctions et met l'équilibre dans l'économie.

L'électricité convient parfaitement pour guérir les engelures ; les loupes et les goîtres lui cèdent sans opération.

MALADIES DES ARTICULATIONS.

TUMEURS BLANCHES, CONTUSIONS VIOLENTES, FOULURES, ENTORSES.

L'électricité est d'un grand secours dans les maladies des articulations connues sous le nom de tumeurs blanches. Quand le mal n'est pas très ancien, et que l'ankylose ne s'est pas encore formée, il y a beaucoup de chances de guérison.

L'électricité prévient les suites fâcheuses des contusions violentes ; elle remédie en peu de temps aux foulures et aux entorses récentes ; celles qui sont anciennes et très-graves exigent un traitement bien plus long.

MALADIES DES VOIES DIGESTIVES.

GASTRITE ET GASTRO-ENTÉRITE CHRONIQUES.

L'estomac et les intestins sont souvent le siége d'une perversion de l'influx nerveux, d'où peuvent résulter de grands dé-

sordres dans les fonctions digestives. Bientôt, sous cette influence morbide, on voit se développer des symptômes qui paraissent inflammatoires, mais qui cependant ne cèdent pas complètement aux remèdes antiphlogistiques. En effet, après que
les malades en ont fait un long usage, il leur reste une faiblesse
extrême et une grande tendance aux rechutes; c'est principalement dans ces circonstances que l'électricité produit des résultats vraiment merveilleux, et je la regarde comme le meilleur
moyen pour abréger ces convalescences interminables qui sont
en quelque sorte elles-mêmes une autre maladie.

ENGORGEMENS DES VISCERES.

HYDROPISIES.

Les affections chroniques du foie, de la rate, du mésentère
ou des ovaires, déterminent fréquemment des hydropisies fort
dangereuses qui résistent aux traitemens les mieux combinés.
L'électricité est d'un grand secours dans ces lésions graves de
l'économie qui font le désespoir des malades et celui des médecins; on voit souvent d'abondans épanchemens qui sont ré-
sorbés sous l'influence pénétrante du fluide électrique.

Quant aux diverses hydropisies qui ne reconnaissent pas
pour cause une lésion organique, ordinairement elles cèdent assez promptement au traitement électrique, sans qu'il soit nécessaire de recourir à la ponction.

PREMIERE MENSTRUATION.

RETARD, SUPPRESSION DES RÈGLES, CHLOROSE OU PÂLES COULEURS.

Les jeunes personnes chez lesquelles le flux menstruel a peine
à s'établir, celles qui sont mal réglées ou qui ont éprouvé une
suppression, celles enfin qui sont menacées ou atteintes de pâles
couleurs, sont certaines d'obtenir une guérison complète ou une
amélioration notable dans leur état, en faisant usage de l'électricité convenablement modifiée pour ce genre d'affection. Il
en est de même pour les femmes dont les règles s'arrêtent ac-
cidentellement, et par conséquent avant l'époque ordinaire.

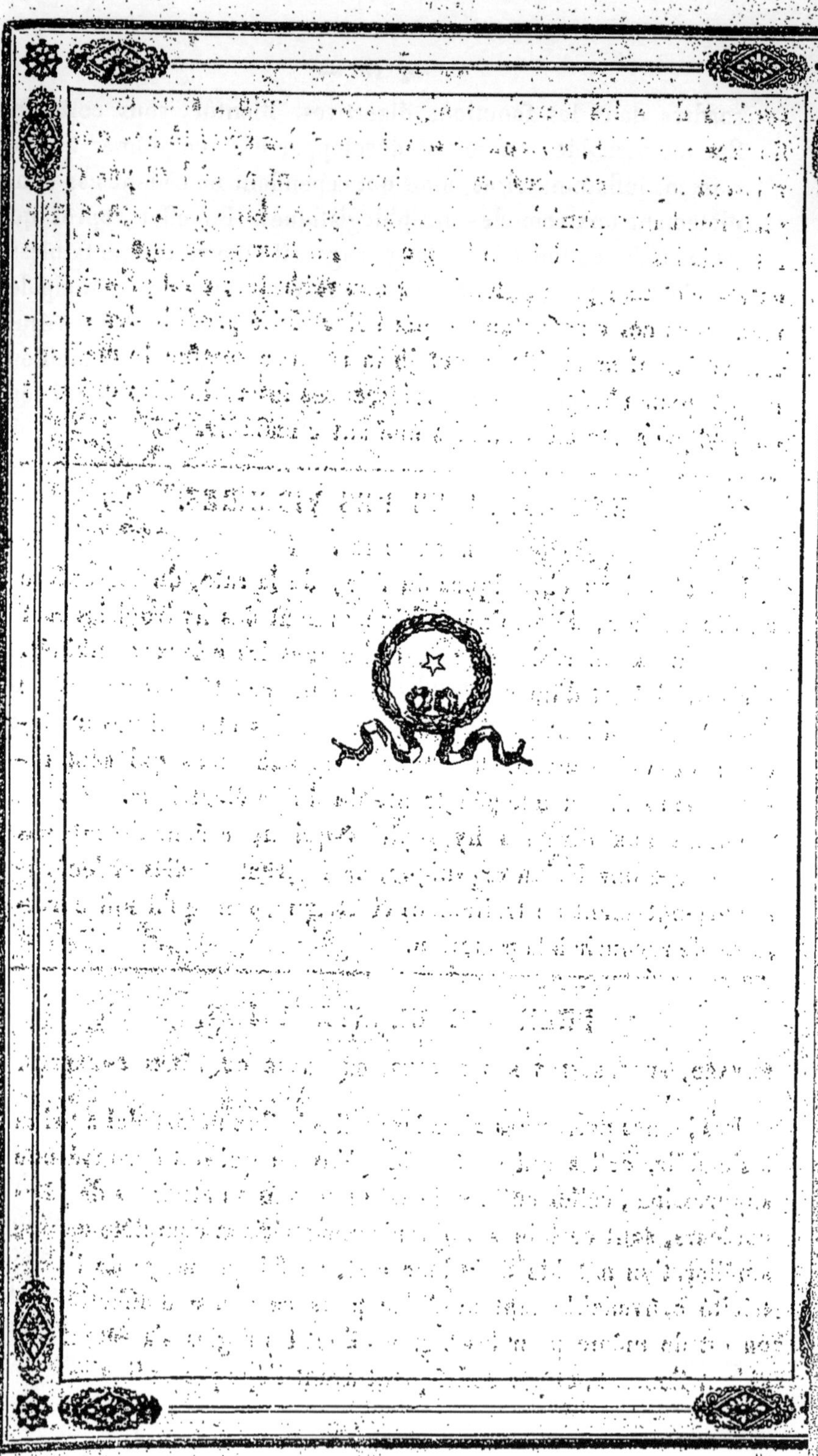

www.ingramcontent.com/pod-product-compliance
Ingram Content Group UK Ltd.
Pitfield, Milton Keynes, MK11 3LW, UK
UKHW020159080726
13614UKWH00006B/2591